Corona !
Infection
et
Odyssée

Où se trouvent les médecins de famille pendant la pandémie ?

Inès D´Alena

Corona! Infection et Odyssée

ISBN : 9798596298758
Copyright © 2021 Inès D´Alena
Tous droits réservés et pour tout contact est la
représentation légale en Allemagne :

Inès Pons y Nobis, Rothgerberbach 4, 50676 Köln

Aucune partie de ce livre ne peut être traduite, reproduite ou stockée dans un système de recherche documentaire, ni transmise sous quelque forme ou par quelque moyen que ce soit, électronique, mécanique, photocopie, enregistrement ou autre, sans l'autorisation écrite expresse de l'éditeur.

Corona! Infection et Odyssée

DÉDICACE

Je dédie ce livre à tout le personnel médical du monde entier qui travaille sans relâche pour sauver des vies et également à mes parents qui m'ont tant appris sur la médecine !

Corona! Infection et Odyssée

TABLE DES MATIÈRES

Remerciements

Introduction	09
Préface	10
Janvier á Mars	14
09 – 12 Mars	16
13 – 15 Mars	23
16 – 18 Mars	27
19 – 22 Mars	36
23 – 27 Mars	41
28 Mars – Octobre	47
Novembre – Décembre	53
Le Virus	56
Yes, We Can!	62
Auteur	67

Corona! Infection et Odyssée

REMERCIEMENTS

Mon médecin de famille a répondu avec patience à toutes mes questions médicales. Au début de la pandémie, en avril 2020, il a traité chez eux des personnes infectées par le virus corona, qui n'oublieront jamais son aide.

Mes voisins attentionnés ont activement offert leur aide pendant ma maladie et ont toujours été à mes côtés.

J'ai toujours été soutenue par ma famille et mes amis en Allemagne et à l'étranger - en raison de la distance spatiale, elle n'a souvent eu lieu que par téléphone, mais était très importante pour moi.

Mon amie Christèlle, la « banane » a vérifié le livre et corrigé mes fautes.

Ma voisine Marie Wolf a relu ce livre pour moi avant qu'il ne soit publié.

Merci beaucoup !

INTRODUCTION

Le mercredi 18 mars, j'ai eu des vertiges juste après m´être levée. A mon grand regret, le café très fort du petit-déjeuner n´avait pas de goût, mais était tout simplement fluide et chaud, tandis que la forte tousse s'installait entre chaque gorgée.

Soudain, sur ma main droite, entre le pouce et l'index, j'ai remarqué une tache bleue d'environ 3 cm, presque ronde, qui ressemblait à un hématome. Je ne me rappelais pas de m`être blessée...
Quand j'ai voulu mettre mes chaussettes, j'ai également vu sur mon gros orteil une grosse décoloration sombre, qui n'était certainement pas présente la veille. Après mon bain, je me suis appliquée une crème hydratante : j'aurais dû remarquer la couleur étrange de mon orteil... !
Il était également impossible que je me sois cogné quelque part pendant le sommeil nocturne, car j'ai un grand lit rembourré qui n'a pas de bords durs.

Fatiguée, sans goût ni odorat, la gorge irritée et un léger étourdissement, j'ai fait la promenade matinale quotidienne d'une heure avec mon animal de compagnie, puis j'ai appelé le cabinet de mon médecin de famille...

PREFACE

J'ai vécu pendant dix ans à Paris, capitale de la France, et j'ai voulu absolument traduire mon idée et son histoire en français.

Ce livre est en partie l'histoire de mes antécédents médicaux dangereux en 2020 et en outre, le lecteur trouvera pleins de faits historique qui ont eu lieu pendant cette année.

Mon père était médecin généraliste et ma mère assistante médicale. Plusieurs autres membres de la famille travaillaient également dans des professions médicales.

Un chirurgien et un praticien de médecine douce se trouvaient parmi mes oncles et ainsi, j'ai donc grandi dans cet environnement.

Il y avait d'innombrables réunions de famille où l'on parlait principalement de médecine, et bien sûr, j'en ai appris plus que la moyenne.

Mon intérêt pour ce sujet était et est toujours, présent - pour mon immense bonheur, comme cela devait se révéler lors de ma maladie de Covid-19 !

Dans mon cas, le diagnostic "infection grippal" a été posé par le médecin suite à un appel téléphonique. Un examen corporel n'a pas eu lieu, même pas dans le cours ultérieur de ma maladie.

Lorsque je suis tombée malade en mars 2020, il n'y avait pas d'examens en cabinet pour les maladies des voies respiratoires. Par crainte d´infecter les personnes dans les cabinets médicaux par le nouveau virus, les patients ont eu un congé de maladie automatiquement.

Cette procédure était basée sur les recommandations de l'OMS et a été adoptée par de nombreux pays dans le monde entier.

Je ne me voyais pas en danger parce que j'étais en très bonne forme physique et que je faisais du sport. Je passais beaucoup de temps à l'extérieur avec mon chien et je n'avais aucun des antécédents médicaux qui, selon l'OMS, pouvaient causer des problèmes en cas de grippe ou Covid-19.

Mais en évoluant, ma maladie a pris une tournure qui m'était inconnue !

Mes symptômes n'indiquaient pas une infection par le nouvel agent pathogène tel qu'il a été décrit jusqu'à présent. À l'époque de ma maladie, après avoir vu d'étranges symptômes, j'en ai fait une liste. Des mois plus tard, ils se sont révélés être des problèmes fréquents et dangereux avec Covid-19.

Heureusement, sans même le savoir, j'ai détecté deux symptômes particulièrement dangereux d'une infection par le SRAS CoV-2 au cours de la maladie ! Si je n'avais pas été la fille d'un médecin, je ne les aurais même pas remarqués !

Je les ai combattus avec des médicaments à la maison, que j'avais heureusement sous la main. Des médicaments d'action similaire sont désormais utilisés dans les hôpitaux. Mais, en ce moment, la maladie est souvent bien avancée et dans de nombreux cas, difficilement traitable.

Mes symptômes bizarres, leurs effets sur moi et mon « auto- traitement » n'étaient alors connus que de quelques amis et d'un membre de la famille. Fin mars 2020, j'en ai également informé mon médecin de famille. Bien qu'il m'ait écouté avec beaucoup d'attention et d'étonnement, il n'a pu attribuer les symptômes décrits à aucune maladie qu'il connaissait.

Au printemps, je l'ai posté sur Twitter. Depuis, mes souffrances de l'époque sont connues dans le monde entier comme des symptômes habituels du SRAS-CoV-2 qui peuvent mettre la vie en danger. Mais toujours meurent des personnes de tous âges sur tous les continents à cause du virus !

Voici mon histoire…

Corona! Infection et Odyssée

JANVIER A MARS

Depuis l'apparition confirmée du virus, de nombreuses personnes étaient déjà mortes à cause du virus, alors que le reste du monde, au début de l'année 2020, l'a regardé de manière relativement non impliquée.
En Allemagne non plus, ce n'était pas différent.

Je vis dans la ville de Cologne en Allemagne de l'Ouest, je travaille à plein temps dans le secteur du tourisme et suis donc en contact professionnel permanent avec des personnes venant de partout dans le monde.

En janvier 2020 a eu lieu dans la ville le Salon international de l'Ameublement, qui s'étend sur plusieurs jours, et en février, comme chaque année, le Salon international de la confiserie.

Ce sont de grands événements, appelés « salons du monde » qui attirent des milliers d'exposants de foire et de visiteurs de tous pays. Les hôtels sont alors complets au prix le plus élevé, les métros pleins de voyageurs d'Asie, d'Amérique du Sud et d'Europe.

Les restaurants et les magasins font un chiffre d'affaires élevé grâce aux nombreux touristes et hommes d'affaires.

Il en va naturellement de même pour la semaine du carnaval, qui a commencé cette année peu après les salons de février. Comme chaque année, des centaines de milliers de fêtards sont venus dans la ville, qui est ensuite en « état d'urgence » pendant une semaine.

D'ailleurs, pleins d´ autres villes du monde entier accueillent également des foires internationales et fêtes les fêtes de carnaval.

Alors que nous, professionnels du tourisme, des événements et aussi de la restauration, nous avions beaucoup à faire dans des conditions de travail normales, mes collègues et moi-même étions étonnés d'un nombre anormalement élevé de personnes malades.

Habituellement, il y a toujours un malade, mais cette année, il y a eu de nombreux cas de maladie, dont certains ont même dû être hospitalisés.

Toutefois, la plupart du temps, les personnes concernées ont été renvoyées rapidement à leur propre demande parce qu'elles préféraient retourner dans leur pays d'origine pour se faire soigner près de leur famille.

Après coup, il est clair pour moi que tout devait se passer comme cela s'est passé.

Au début de l'année, il n'y avait guère de recommandations ou même d'instructions de la part des autorités gouvernementales et sanitaires sur une meilleure protection contre le virus Corona, qui avait déjà sévi en Chine. Pendant qu'il se répandait dans toute l'Asie, il se trouvait déjà sur le sol européen.

Comme d'habitude, les avions ont décollé pour transporter pleins de personnes dans le monde entier, et tout le monde semblait se sentir à l'abri de la contagion.

Pourquoi un tout petit virus invisible empêcherait l'humanité de vivre sa vie normale ?

DU 09 AU 12 MARS 2020

Le lundi 9 mars 2020, je me suis réveillée avec des maux de tête fulgurants qui se sont accentués au cours de la journée et ont également résisté à plusieurs ibuprofènes 400.

À la radio, le présentateur a annoncé que l'Italie s'était déclarée zone interdite et avait imposé un couvre-feu à cause de nombreuses infections au SRAS-CoV-2.

Le premier citoyen allemand était mort des suites d'une infection par le virus corona.

Les terribles feux de brousse en Australie n'étaient toujours pas maîtrisés. Des milliers de personnes ont été touchées et des millions d'animaux ont été brûlés.

En Irlande, les défilés de la Saint-Patrick ont été annulés dans tout le pays.

Malgré cela, j'ai essayé d'aborder la journée de travail aussi normalement que possible, mais la douleur dans ma tête a fait un enfer de ma journée, un enfer ! J'ai eu du mal à me concentrer sur de simples tâches de routine.

Chaque fois que le téléphone sonnait sur mon bureau, un éclair de douleur traversait mon cerveau.

Quand la soirée approchait, j'étais très heureuse de pouvoir rentrer à la maison.

Complètement épuisée, j'ai souhaité moi-même une nuit tranquille et reposante et j'ai même laissé tomber le dîner. À 19h, je me suis couchée et j'ai regardé jusqu'au sommeil désiré un autre film qui m'a vraiment aidé à glisser dans le royaume des rêves.

Malheureusement, la nuit, j'ai ressenti une très forte envie d'uriner ce qui m'a fait réveiller plusieurs fois pour aller dans la salle de bain. J'ai eu du mal à y croire et je me demandais d'où venait tout le liquide que je perdais ?

Je n'avais pas bu plus pendant la journée que les autres jours et je dormais habituellement toute la nuit.

Après mon sommeil nocturne plus court que prévu, je me suis réveillé le matin du 10 mars sans un soupçon de maux de tête, mais le premier atchoum après le lever n'était que le début d'une série de plus de cent épisodes qui a duré toute la journée.

Comme j'avais un bureau individuel, les collègues n'avaient pas à s'inquiéter de la contagion, et j'ai continué à travailler aussi normalement que possible.

L'envie de me vider était aussi forte que la nuit précédente, et j'ai brièvement pensé à une infection de la vessie.

Vers midi, j'ai commencé à me gratter les yeux, et, dans le miroir, j'ai vu une rougeur sévère de ma conjonctive. Apparemment, un rhume m'attendait, mais je n'ai pas encore vu la nécessité d'une visite chez le médecin.

Le mardi suivant, 11 mars 2020, a apporté une nouvelle surprise- plus aucun atchoum, même la forte envie d'uriner avait complètement disparu.

Au lieu de cela, j'avais un mal de gorge fou qui, dans son intensité, faisait penser à une amygdalite !

Même mes oreilles étaient touchées et faisaient mal à chaque contact. Le téléphone sur mes « écouteurs » était insupportable !

Après tout, mes yeux avaient perdu leur rougeur et, heureusement, ils ne faisaient plus mal.

Je me suis étonné de l'évolution de la maladie, mais je ne m'inquiétais pas parce que je ne me sentais pas plus mal, mais seulement différemment tous les jours et j'ai maîtrisé ma journée de travail avec brio. Les collègues ont gardé des distances par rapport à mon bureau et moi par rapport à eux, ainsi qu'avec les clients.

Au cours de la journée, j'ai appris à la radio que l'OMS avait déclaré une pandémie mondiale en raison de la prolifération inexorable de SRAS-CoV-2, étant donné que de plus en plus de personnes ont été infectées et tuées dans de nombreux pays.

En me couchant le soir, je me suis demandée secrètement ce qui m'attendait après mon réveil.

La première chose qui s'est produite le 12 mars 2020, juste après le lever, était inattendue.

Une terrible crise de toux m'a frappé et m'a vraiment secoué. Un quart d'heure plus tard, je n'ai pas pu me brosser les dents sans déposer plusieurs fois la brosse à dents, car l'irritation de la toux était tout simplement trop forte.

Cependant, miraculeusement, toutes les autres plaintes avaient disparu !

Pendant que je buvais mon premier café de la journée, je réfléchissais aux troubles qui changeaient tous les jours : maux de tête, éternuements, envie d'uriner, maux de gorge, douleurs aux yeux et oreilles et toux... Mais comme les problèmes se sont succédées et ne se sont pas produites ensemble, j'ai décidé de continuer à exercer mon activité professionnelle.

Mais cette fois-ci, j'ai eu de réelles difficultés à faire un travail, car même le simple service téléphonique n'était plus possible à cause des crises de toux, qui sont devenues de plus en plus violentes au cours de la matinée. Après que la propriétaire de l'entreprise m'ait appelée, et après quelques phrases échangées avec moi, elle a décidé de me renvoyer immédiatement à la maison ou chez le médecin. Elle craignait que j'aie contracté la grippe et ne voulait pas perdre d'autres employés à cause d'une maladie, sinon elle aurait dû intervenir elle-même en raison d'un manque de personnel.

Je n'ai pas protesté, j'ai pris mes affaires et j'ai dit au revoir à mes collègues qui m'ont souhaité un bon rétablissement. Peu de temps avant la fermeture du cabinet de mon médecin de famille, j'ai réussi á arriver jusqu'à la réception locale, où l'employée m'a demandé instamment de rentrer immédiatement chez moi pour appeler le médecin et de ne pas revenir au cabinet tant que j'étais malade.

Je n'en revenais pas ! Mon père avait lui-même été médecin gérant son propre cabinet. Tout au long de ma vie, j'ai seulement vu des médecins s'occuper personnellement et également à « vue » des malades, parce qu'avant de diagnostiquer, il y a des antécédents médicaux.

Mais ce jour-là, tout s'est dérouler différemment...

Très surpris et toussant, j'ai appris peu de temps après au téléphone par mon médecin de famille que l'action de son cabinet reposait sur les recommandations de l'Institut Robert Koch (RKI), qui est chargé des questions sanitaires.

À l'heure actuelle, seuls des « examens » téléphoniques doivent être effectués chez les patients atteints de maladies respiratoires et un certificat d'incapacité ou une ordonnance devait être envoyé par la poste afin d'éviter toute contamination par le virus Corona dans le cabinet.

De même, il y avait quelques questions spécifiques auxquelles j'ai dû répondre. Les réponses devraient indiquer une possible infection par SARS- CoV-2.

Les questions étaient les suivantes :

1) Avez-vous récemment été dans une zone à risque ?
2) Avez-vous été en contact avec une personne infectée ?
3) Avez-vous de la fièvre ?

J'ai été obligée de répondre par la négative à ces trois questions, mais en tant que travaillant dans l'hôtellerie avec une audience constante, j'ai expliqué à mon médecin de famille que beaucoup de gens de zones à risque se trouvaient près de moi. Le métro de Cologne était également plein de gens de tous pays !

Et comment pourrais-je savoir s'il n'y avait pas un infecté parmi eux qui ne le savait peut- être pas lui-même ?

De plus, je n'avais pas eu de fièvre depuis mon enfance, mais tout au plus une augmentation de la température.

Comme j'ai dû tousser plusieurs fois pendant l'appel téléphonique, le médecin, qui est aussi un spécialiste des poumons, a réalisé que c'était une toux productive qui me tourmentait. Mais comme la toux typique de corona était décrite comme sèche, elle ne correspondait pas plus à la maladie des personnes infectées par SRAS-CoV-2 qu'aux résultats des réponses.

Quand j'ai quand même proposé un test, il m'a expliqué qu'il n'en disposerait pas. Il y aurait une pénurie mondiale et, à l'heure actuelle, il n'y aurait pas de raison objective de me tester.

Il attribuerait les symptômes à une infection grippale, et j'aurais un certificat d'incapacité de travail de sept jours par la poste.

Je devrais prendre un sirop pour la toux à la pharmacie et le rappeler en cas de détérioration.

Je n'aurais pas à m'inquiéter, car selon le ministère de la Santé de Cologne, il n'y aurait que 60 personnes infectées par le virus Corona.

En principe, je lui ai donné raison parce que j'avais lu cela dans le journal et il a donc terminé la conversation téléphonique avec des vœux de guérison. J'ai pris mon grand chien en laisse et nous avons fait une promenade jusqu'à la pharmacie la plus proche, où j'ai acheté le sirop recommandé pour la toux

En rentrant chez moi, je me suis demandée comment passer les prochains jours. La toux agaçante qui me tourmente serait-elle relayée par autre chose ? Ou peut-être, j´allais avoir quelque chose de nouveau ?

Le soir, je naviguais encore un peu sur Internet et après quelques minutes de lectures, je commandais les premiers masques respiratoires de ma vie !

Je ne souffrais que d´une infection grippale, mais je ne voulais pas risquer une super-infection. Après tout, le nouveau virus Corona était aussi parmi nous. Si le corps doit combattre deux agents pathogènes en même temps, cela peut rapidement entraîner une surcharge. Je les ai commandés directement en Chine, parce que la façon asiatique d'endiguer la pandémie m'est apparue comme la bonne, et il y avait des modèles intéressants.

Il s'agissait de masques nano-argentés dont la particularité est de tuer les bactéries et les virus par un revêtement spécial avec des particules d'argent. Le facteur de protection indiqué était tout de même de 94%. Le prix des masques était acceptable avec trois € / pièce, d'autant plus qu'on pouvait les laver trente fois avant que les particules d'argent perdent leur effet.

De plus, j'ai décidé de me retirer de tout jusqu'à mon rétablissement et de ne sortir qu'en compagnie de mon ami à quatre pattes.

Après une dernière gorgée de sirop pour la toux, j'ai passé une nuit malheureusement très agitée.

DU 13 AU 15 MARS 2020

Le lendemain matin, je me sentais horrible, car je me réveillais souvent pendant la nuit à cause de la toux intense et celle-ci continuait à m'accompagner après le lever. Mais à part un léger mal de tête, je me sentais bien. Les nouvelles ont fait état des fermetures de jardins d'enfants et d'écoles à l'échelle nationale. Après la première promenade matinale avec mon chien, je suis allée au supermarché le plus proche pour remplir mon frigo pour les deux semaines suivantes.

C'était le vendredi 13 mars, et les magasins étaient plutôt bien fréquentés. J'ai choisi particulièrement beaucoup de fruits et légumes avec une forte teneur en vitamine C pour la santé, le chocolat, le massepain et les chips pour le facteur de bien-être ainsi que du pain aux céréales, du fromage et des oeufs biologiques.

J'ai décidé de cuisiner avec une touche chinoise et j'ai acheté du lait de coco, des épices de piment extra-épicées, des germes de soja et des champignons. La file d'attente à la caisse était longue et j'avais assez de temps pour planifier mentalement les jours suivants. J'étais très heureuse d'avoir le nez à l'air, de bien pouvoir respirer, de ne pas avoir de nouveaux signes de maladie et j'ai commencé à me réjouir d'une semaine de congé à la maison.

Le reste de la journée, j'ai passé beaucoup du temps devant la télévision, ceci, interrompu par deux courtes promenades avec mon fidèle quadrupède et même la nuit s'est déroulée relativement sans problème, car le sirop contre la toux a fait son effet.

Le week-end suivant, le 14 et 15 mars 2020, s'est déroulé dans le calme, sans mauvaises surprises.

Je n'ai conservé que la toux, qui était devenue plus forte, mais à part ça, j'ai passé beaucoup de temps avec mon chien à l'extérieur. Il faisait froid, mais les journées étaient ensoleillées, il y avait peu de vent et je voulais faire le plein de vitamine D.

Etant enfant, mon père m'avait appris à quel point la vitamine solaire était importante pour la santé. Il avait toujours insisté pour que, même en cas de maladie, j´aille prendre l'air et d`aérer beaucoup à la maison pour évacuer les virus / bactéries rejetés par les éternuements et la toux. Dans mon appartement, toutes les fenêtres étaient en position basculante, de sorte qu'il y avait un échange constant d'air, et cela a également profité à mes maux de tête qui persistaient.

En Espagne, l'état d'urgence a été décrété le 14 mars 2020 et, en France, seules les entreprises d'importance systémique telles que les supermarchés, les banques et les pharmacies pouvaient rester ouvertes.

Ces deux jours, j'ai téléphoné à ma famille en Espagne pour m'informer de la situation préoccupante qui s'était installée. J'ai aussi parlé à mes amis en France, où j'avais vécu de nombreuses années pour m'enquérir de leur bien-être. Indépendamment les uns des autres, ils ont trouvé ma toux terrible et m'ont parlé de la situation chaotique dans chaque pays.

Chaque jour, il y avait plus de morts, tous liées à la SRAS-CoV-2, et personne ne comprenait encore ce que le virus faisait exactement dans le corps humain. Les hôpitaux étaient bondés et une partie des personnes infectées sont mortes du jour au lendemain, sans raison apparente.

Tous ceux à qui j'ai parlé se sont « barricadés » à la maison et ne quittaient l'appartement que pour faire des courses nécessaires, le cas échéant.

J'ai été bouleversée, d'autant plus que ma voisine italienne n'avait que de mauvaises nouvelles de son pays. Les scènes des camions pleins de morts se sont répandues à travers la télévision, mais ma relation personnelle avec elle a amplifié l'effet de ces images.

Le dimanche midi, le 15 mars, j'ai décidé de faire la pré-cuisson pour les jours à venir, pour ensuite, si nécessaire, ne plus avoir qu'à retirer les portions déjà préparées du congélateur et à les réchauffer. Des pâtes cuites et un mélange de légumes ont été aspergés de lait de coco avant d'être préparés dans une grande poêle profonde. Comme épices, j'ai pris du sel et du piment extra-épicé, et j'ai laissé mijoter l'ensemble pendant 20 minutes.

Entre-temps, je l'ai goûté et j'ai ajouté plusieurs fois du piment, car son goût était à peine perceptible. J'étais contrariée par mon achat parce que j'avais imaginé autre chose sous « Chili extra- pimenté ».

Après avoir utilisé près de la moitié du paquet d'épices, j'ai finalement trouvé le plat délicieux, puis j'en ai mangé une partie comme repas de midi et j'ai congelé le reste.

Après cela, j'ai fait le ménage de mon appartement en toussant avant de m'habiller bien chaudement pour sortir avec mon chien dans le soleil de ce mois de Mars. Je me suis sentie plus faible que d'habitude, mais à part la toux et les maux de tête, je me sentais bien.

Le présentateur nous a rapporté que l'Australie avait annulé le championnat du monde de

Formule 1.

En Autriche, le Parlement a adopté une restriction de sortie et une interdiction de réunion.
La plupart des entreprises, des commerces et des services publiques ont dû fermer leurs portes.

DU 16 AU 18 MARS 2020

Le premier café de la journée a toujours été très important pour moi. Je l'aime fort avec un peu de lait et avec une dose de nicotine de ma cigarette électronique.

Ce lundi matin, le 16 mars 2020, j'ai dû ajouter mon café filtré fraîchement fait avec deux cuillerées de café instantané pour goûter quelque chose. De plus, il y avait un goût supplémentaire qui était indéfinissable. Étrange, inconnu, métallique...

En toussant, j'ai fait cuire deux oeufs biologiques pendant sept minutes et j´ai commencé à prendre mon petit déjeuner. Surprise ! Il s'est passé la même chose qu`avant en goûtant le café - il avait le goût de rien ! Je ne sentais qu'un léger goût métallique !

Après cette expérience étrange, qui n'a vraiment aucun point commun avec le « goût en carton » de la nourriture en cas de grippe ou d'infection grippale, j'étais d'abord perplexe. Manifestement j´avais une perte d'odorat. Mais je pouvais respirer absolument librement ! Au fait, je n'avais pas remarqué l'odeur du bouillonnement de mon café filtre.

En règle générale, le bien-aimé odeur du café se sentait dans mon appartement, mais aujourd'hui il manquait - Qu'est-ce que c'était cela ? J'ai décidé de continuer à observer ces symptômes. Comme ils n´étaient pas douloureux à première vue, ils ne semblaient pas être dangereux, cela ne m´alertais pas.

Heureusement, je n'ai pas pu déceler de problème avec mes poumons, ma respiration était normale et mon oxymètre au prix de 25,- € m'a confirmé une teneur en oxygène de 99 % dans mon sang. Eh bien, de prime abord, tout semblait être OK.

Les nouvelles de la radio de Cologne ont fait état de fermetures d'entreprises dans toute l'Allemagne afin d'endiguer la propagation du virus Corona. Les employés concernés ont soit continué à travailler au home office, soit ont été envoyés en chômage partiel.

La plupart des jardins d`enfants et des écoles ont été fermés depuis quelques jours et tous les grands événements, foires et autres ont été annulés. Le nombre de personnes infectées augmentait chaque jour, et des mesures radicales ont été débattues au niveau gouvernemental pour lutter définitivement contre le SRAS-CoV-2, jusqu'à ce que le gouvernement fédéral ait annoncé aux citoyens un shutdown à compter du 23 mars 2020.

Plusieurs pays européens avaient déjà fermé leurs frontières pour les voyageurs pour mieux pouvoir contrôler la situation dans leur pays.

Aux frontières se sont formés des embouteillages d'environ 100 km, car les camions transportant toutes sortes de cargaisons n'étaient pas non plus exemptés.

Les États-Unis d'Amérique rapportaient une augmentation quotidienne du nombre de cas. Ils se sont isolés du reste du monde, de même que l'Australie, la Nouvelle-Zélande et l'Asie.

Sur le continent africain, c'est surtout le sud qui a été touché par le virus Corona.

Pour la première fois dans l'histoire, des rencontres n`ont plus été autorisées dans les églises, les mosquées et les synagogues.

Après une journée encore ensoleillée et fraîche, où l'air de la ville me semblait clair et pur comme jamais auparavant, je me préparais en toussant une portion de mon repas surgelé du dîner. Peu de fourchettes suffisaient pour me rendre compte de l'ampleur de ma perte de goût...

Malgré l'épice particulièrement « Chili Extra-Strong », je ne pouvais plus rien goûter et seule la consistance des différents ingrédients faisait une différence entre mes dents. J'ai vidé mon assiette, mais seulement, parce que j'ai ressenti une sensation de faiblesse dans l'estomac que j'ai interprétée comme une faim et ce soir-là, je me suis endormie tôt.

Les maux d'estomac qui venaient pendant la nuit m'ont réveillé et ont été les signes avant-coureurs d'une forte diarrhée qui a duré toute la journée du 17 mars.

Forcée, j'ai passé la majeure partie de la journée à la maison, prenant un comprimé contre la diarrhée. Venaient les problèmes d'une trop grosse consommation de piment dont je n'ai même pas pu percevoir le goût ?

Dans la soirée, la diarrhée était passée ainsi que les douleurs dans l'abdomen. La toux s'est maintenue, tout comme la perte d'odorat. J'étais plutôt "groggy" et après un bain complet avec beaucoup de mousse, je me suis couchée encore une fois très tôt.

Mon amour de chien est venu au cours de cette période remarquablement souvent vers moi parce qu'il sentait que je n'allais pas très bien. Il s'est contenté de plusieurs sorties courtes qui nous ont fait du bien à tous les deux.

Le mercredi 18 mars 2020, j'ai eu des vertiges juste après m´être levée. A mon grand regret, le café très fort du petit-déjeuner n´avait pas de goût, mais était tout simplement fluide et chaud, tandis que la forte tousse s'installait entre chaque gorgée. Soudain, sur ma main droite, entre le pouce et l'index, j'ai remarqué une tache bleue d'environ trois cm, presque ronde, qui ressemblait à un hématome. Je ne me rappelais pas de m'être blessée...

Quand j'ai voulu mettre mes chaussettes, j'ai également vu sur mon gros orteil une grosse décoloration sombre, qui n'était certainement pas présente la veille. Après mon bain, je me suis appliquée une crème hydratante : j'aurais dû remarquer la couleur étrange de mon orteil... !

Il était également impossible que je me sois cogné quelque part pendant le sommeil nocturne, car j'avais un grand lit rembourré qui n'avait pas de bords durs.

Fatiguée, sans goût ni odorat, la gorge irritée et un léger étourdissement, j'ai fait la promenade matinale quotidienne d'une heure avec mon animal de compagnie, puis j'ai appelé le cabinet de mon médecin de famille.

Celui-ci, cependant, n'était pas présent et j'ai donc été mise en ligne avec son secrétaire. J'ai décrit mes symptômes de ces derniers jours et demandé un nouveau certificat d'incapacité de travail et un examen personnel.

Le médecin ne voyait cependant aucun danger imminent pour moi dans mes symptômes, mais j'étais bien sûre libre d'aller à l'hôpital.

Une visite personnelle du cabinet n'était en aucun cas possible !

Un peu frustrée, j'ai raccroché le combiné et je me suis sentie abandonnée. Je ne voyais aucune raison d'aller à l'hôpital, mais je n'ai pas trouvé mon état normal non plus.

J'ai parlé au téléphone avec des amis et ma famille en Allemagne et à l'étranger jusqu'à l'heure du déjeuner, puis j'ai constaté que sur mon avant-bras droit plusieurs grandes rougeurs avaient formé des quadrillages.

Oh, mon urticaire ! Cette maladie m'était bien connue, mais elle n'avait rien à faire en cette journée très froide de mars ! Depuis mon adolescence, je souffre d'une allergie très rare, appelé « urticaire thermique et pression », qui n'apparaît habituellement qu'avec trop de chaleur / pression.

Une allergie est toujours le signe d'un système immunitaire débordant, lequel réagi trop fort à certaines substances ou des stimuli qui sont tout à fait banals. Beaucoup d'allergies très prononcées sont souvent traitées avec de la cortisone, car elle « arrête » le système immunitaire et lutte contre l'inflammation, y compris la mienne. Les cas plus légers sont fréquemment traités par un antihistaminique.

Maintenant, j'étais vraiment alarmée, d'autant plus qu'il semblait que le „bleu" s´était agrandi sur ma main droite au cours de la matinée. J'ai attrapé une loupe de timbres et j'ai passé des minutes à regarder attentivement "l'hématome" qui était apparu du jour au lendemain sans raison apparente, ainsi que son pendant à mon orteil.

Soudain, j'ai eu une pensée qui m'a fait peur !

Pour vérifier ma mauvaise intuition, j'ai piqué un doigt avec une aiguille à coudre chauffée et la goutte de sang qui jaillissait, avait la consistance du sirop. Maintenant, j'étais sûr...

J'avais un problème avec la coagulation sanguine, qui normalement se trouvait toujours dans le domaine de la norme. Elle se déplaçait visiblement dans la haute zone en ce moment !

Heureusement, en tant que fille d´un médecin, je connaissais le risque mortel de caillots sanguins qui, entre autres, peuvent causer thromboses et embolies. De plus, ils peuvent provoquer une crise cardiaque ou un accident vasculaire cérébral. Tout d'un coup et sans préavis !

Immédiatement, j'ai couru dans la salle de bain où je garde mes médicaments, et j`ai avalé 3 comprimés d'aspirine 500 mg pour dissoudre les caillots. L´aspirine fonctionne comme diluant du sang.

J'ai également pris la décision de traiter mon urticaire, qui s`agrandissait également rapidement, avec une dose de 5 mg de prednisone, qui est de la cortisone. En principe, pendant une maladie, il ne faut pas « baisser » le système immunitaire, car il doit produire des anticorps contre la maladie existante... mais à ce moment-là, ça m'a paru juste.

Mais j`étais, depuis l'apparition des premiers symptômes, malade depuis 9 jours et il n'y avait pas eu d'amélioration, seulement des étranges symptômes de maladies. Des anticorps, contre quoi que ce soit, auraient dû se former depuis longtemps.

Évidemment, mon système immunitaire a été confronté à quelque chose qui l'a surexploité. Sinon, ma rare allergie n'aurait pas éclaté…

J`ai pris mon portable et j´ai commencé à noter tous les symptômes dès le premier jour de ma maladie :

Jour 1 : Maux de tête et vessie vidée toute la nuit
Jour 2 : Éternuer et uriner en permanence

Jour 3 : Maux de gorge intenses, douleurs aux oreilles, yeux rouges douloureux
Jour 4 : Toux sévère, céphalées
Jour 5 : Toux sévère, céphalées
Jour 6 : Toux sévère, céphalées
Jour 7 : Toux sévère, céphalées
Jour 8 : Toux sévère, céphalées, douleurs gastro-intestinales, perte d'odorat et de goût
Jour 9 : Toux sévère, maux de tête, perte d'odorat et de goût, diarrhée
Jour 10: Toux sévère, maux de tête, perte d'odorat et de goût, vertiges, « hématome / caillots sanguins », urticaires

Ils n'étaient comparables à aucune autre maladie que je connaissais et ne correspondaient pas non plus à une maladie de Covid-19, tel qu'elle avait été décrite jusqu'à présent. Même sur internet, après des heures de recherches, je n'ai pas pu trouver quoi que ce soit.

J'ai donc décidé de poursuivre mon propre traitement à partir d'un trouble immunitaire avec la formation de caillots sanguins. Pour faire diluer mon sang, j'ai bu 1 litre d'eau en 5 minutes. Ensuite je me suis promenée pendant 2 heures dans la verdure, ce qui a beaucoup réjoui mon quadrupède et m'a complètement épuisé. Mais l'exercice est mieux que de rester immobile quand il y a des caillots.

A notre retour, il était presque 17:00 heures et je n'avais presque rien mangé. Mais de toute façon, je n'avais ni faim ni goût non plus. J'ai réinspecté à la loupe l'hématome sur ma main et j'ai découvert qu'il ne s'était pas propagé davantage.

Son contour fait au stylo bille après sa découverte, convenait toujours. Les urticaires sur le bras avaient rétréci et donc au moins la cortisone avait fait de l´effet.

Avec des sentiments mitigés, je me suis préparée un sandwich au fromage pour préparer mon estomac aux pilules d'aspirine et à la cortisone. Comme les jours précédents, je ne me rendais pas compte d'aliments ingurgités que par la consistance.

Du point de vue gustatif, ça aurait aussi pu être de l'écorchée d'arbre !

Ce soir-là, j'ai pris 1000 mg d'aspirine et 5 mg de prednisone, avant de me préparer à une nuit sans sommeil.

Vu les caillots de sang, il m'a semblé important de rester éveillée pour pouvoir appeler immédiatement une ambulance en cas de détérioration pendant la nuit. Je me suis assise dans le salon et j'ai pris la dose du soir de mon sirop pour la toux, qui m'a tout de même apporté un peu de soulagement.

Par la suite, j'ai passé jusqu'à 02h00 du matin à chercher sur internet des rapports sur des symptômes ou des évolutions similaires de Corona, et j'ai également fouillé des informations d'autres pays.

J'ai lu avec étonnement le report du championnat d'Europe de football prévu à l'été 2021 et de l'immense opération de récupération lancée par le Ministère des Affaires Etrangères allemand d'environ 160.000 vacanciers étrangers dans le monde entier, de l'interdiction d'entrée imposée par l'UE ainsi que des très stricts contrôles des frontières extérieures des limites de la UE.

L'Italie a été le pays où le nombre de décès était le plus élevé à ce jour et qui, comme de même l'Espagne et la France, ont déjà imposé un shutdown strict et quelque chose de semblable ne passerait probablement pas à côté de l'Allemagne. Un arrêt presque complet de l'économie, couplé à une « quarantaine à la maison » pour quiconque n'avait pas à quitter sa maison pour des raisons impératives, était la norme du shutdown dans ces pays.

Le home office était devenu la nouvelle norme, ainsi qu'une vie avec le moins de contact possible, afin de ne contaminer personne.

Des patients gravement malades du Covid-19 ont été transportés en Allemagne par avion parce qu'ils n'avaient pas de chance de survivre dans leur pays d'origine faute de places intensives sur place.

Vers 2 heures du matin, je regardais ma main droite et l'hématome me semblait plus pâle. La même image offrait mon orteil et les urticaires les plus petits avaient presque disparu. J'ai respiré profondément et j'ai eu l'espoir d'une amélioration.

Pour rester éveillée, je me suis fait un café qui, comme d'habitude ces derniers jours, n'avait pas de notes gustatives, mais avec sa teneur en caféine, j'ai obtenu l'effet désiré. Armé de ma cigarette électronique, je me suis tournée à nouveau vers l´internet et j'ai lu pleins d´articles sur SRAS-CoV-2 jusqu'au matin du 19 mars 2020.

DU 19 AU 22 MARS 2020

Après avoir passé une nuit sans sommeil, je prenais directement le matin à 6h00 deux comprimés d'aspirine 500mg et un comprimé de prednisone 5mg, avant d'aller avec mon compagnon au parc.

Celui-ci est situé en face de mon appartement, est petit et parfois bien fréquenté, mais très pratique pour moi en tant que propriétaire de chien. De mon appartement, j'ai une belle vue sur la nature de mes fenêtres qui me fait oublier le centre-ville de Cologne. Heureusement, à cette heure-ci, je n'ai rencontré personne d'autre, et assise sur un banc, je pouvais observer en toute tranquillité un superbe lever de soleil avec des nuages roses et me consacrer à mon chien.

Comme je ne ressentais pas d´appétit, et encore moins de la faim, je ne mangeais rien à part deux oeufs durs pendant la journée.

Le soir, je prenais encore un comprimé d'aspirine 500 mg ainsi qu´une dose de ma cortisone.

J'avais réduit le dosage parce qu'entre-temps, les « hématomes » avaient disparus.

Pour moi, c'était la preuve que les « bleus » étaient des caillots de sang. J'ai toujours reconnu l'hématome de ma main et de l'orteil, mais le succès de mon propre traitement était évident.

La coagulation ne doit pas être empêchée, car cela pourrait causer d'autres problèmes en cas d'accident. Il pourrait être difficile d'arrêter une hémorragie. Seule une atténuation pouvait être envisagée.

Bien sûr, grâce à l'aspirine à haute dose, les maux de tête avaient disparu, l'urticaire qui démangeait aussi, et j'ai loué la cortisone qui avait combattu les inflammations apparentes. Calmement, j'ai dit adieu à la journée et j'ai commencé la soirée avec un film fantastique pour me détendre avant de m'endormir.

Le vendredi 20 mars a été le début du printemps en 2020 et juste après le lever, j'ai appris à apprécier l'absence de mon odorat.

Mon pauvre vieux quadrupède avait eu la diarrhée pendant la nuit, et j'avais dormi si profondément après la nuit éveillée que je n'avais pas remarqué ses efforts pour me réveiller. Il se présentait habituellement quand il devait répondre à ses besoins, mais cette fois, il s'était vidé dans tout l'appartement. Apparemment, il n'y avait plus rien dans ses intestins.

Quand j'ai mis mon manteau et ouvert la porte de l'appartement, il n'a pas voulu sortir.

Alors j'ai allumé la radio, j'ai attrapé un seau et en écoutant de la musique, j'ai commencé une opération de nettoyage. En tant que propriétaire de longue date de différents animaux de compagnie, j'avais un revêtement de sol robuste et facile à nettoyer dans mon appartement, ce qui m'a facilité les travaux de nettoyage.

Mais ce qui était vraiment impressionnant, c'est le fait que je ne sentais absolument RIEN, même si la quantité de ses restes était immense ! Le fait qu'une telle perte de sens n'ait jamais été possible m'a submergé !

Jusqu'à présent, je n'avais pas vraiment pris en compte l'absence de mes capacités olfactives, mais je me réjouissais seulement de l'air frais et pur à Cologne et de l'odeur bien-aimée du café. J'avais surtout remarqué l'absence de goût, qui ne s'améliorait pas avec le temps. À cela s'ajoutait ce goût métallique qui, malgré des minutes de brossage de dents, tenait bon.

Pendant que je remettais mon appartement en état, je m'inquiétais du manque d'odorat. Ces derniers jours, j'avais remarqué à maintes reprises et avec étonnement que l'air sans l'odeur des gaz d'échappement ou autres m´était fort appréciable. Et dans ma situation actuelle, ce n'était pas seulement bénéfique, mais merci de ne pas avoir pu renifler l'odeur des excréments ! La seule question que je me suis posée, était : combien de temps cette perte totale de mon odeur allait-t-elle durer ?

Le manque de goût était certainement plus important pour moi et j'ai souhaité son retour le plus vite possible - goûter ni nourriture ni boisson n'est vraiment pas amusant ! Où est le plaisir ? Je n'ai rien pu y trouver de positif... Après avoir terminé l'opération de nettoyage, j'ai accepté un café qui, comme d'habitude, n'avait pas le goût du néant, mais j'ai senti l'effet de la caféine.

Ce n'est qu'à ce moment-là que j'ai réalisé que ma main droite avait l'air normale, sans trace du caillot de sang/ hématome. La même chose concernait mon orteil, que j'ai bien sûr immédiatement analysé de près. Cependant, je ne voulais pas encore arrêter mon propre traitement et je me suis prescrit pour le jour un comprimé d'aspirine 500mg et une dose de prednisone 5mg pour ne pas risquer un revers.

Dans l'ensemble, je me sentais beaucoup mieux que les derniers jours, ce qui n'était malheureusement pas le cas de mon ami à quatre pattes, qui a passé la majeure partie de la journée sur son lit de chien, tout aussi apathique et fatigué que je l'avais été.

Ce n'est qu'au soir qu'il allait mieux et au cours d'une promenade au crépuscule, j'ai ramassé 2 sacs à vomi avec des excréments à moitié solides. Ceux-là aussi était totalement inodore...

Mon compagnon de longue date a voulu jouer après ça et m'a même demandé de lancer un gros bâton pour qu'il le récupère. Il courait après, et j'ai réalisé une fois de plus à quel point il était devenu lent à ses vieux jours et j'étais heureuse de l'amélioration de son état général.

Le 21 mars 2020 n'a pas apporté de nouveaux symptômes ni d'amélioration de ma toux, mais dans l'ensemble, je me suis sentie plus en forme et plus entreprenante. Il en allait de même pour mon chien, et nous avons donc passé quelques heures à distance des gens en plein air et nous avons apprécié le soleil briller.

J'ai poursuivi mon traitement – aspirine/cortisone - et l'effet sur mon état général était remarquable. Tant le samedi que le dimanche, j'ai répété la faible dose quotidienne des deux médicaments et je me suis penchée de plus près sur le shutdown imminent de l'Allemagne, qui était unique dans l'histoire.

La plupart des pays du monde se trouvaient plus ou moins dans la même situation et, depuis des jours, il n'y avait presque plus de vols internationaux. C'était devenu sensiblement plus calme dans la ville de Cologne.

Le dimanche 22 mars, le gouvernement fédéral a annoncé une interdiction de contact qui devrait aider à endiguer la pandémie. Tous les rassemblements de plus de 2 personnes provenant de différents foyers étaient désormais interdits et risquaient des sanctions drastiques pouvant aller jusqu'à 25 000 euros en cas d'infraction ou d'infraction en quarantaine.

Le catalogue des amendes, lancé dans les jours suivants, devait être mis en œuvre par la police et les services de l'ordre.

DU 23 AU 27 MARS 2020

Quand le shutdown a officiellement commencé le lundi 23.03.2020, j'étais en voie de guérison et je me suis réveillée le matin sans la moindre crise de toux. Elle était toujours présente, mais supportable.

Je n'ai pas senti le café filtre non plus, mais cela ne m'a pas fait peur - je m'y étais habituée entre-temps.

J'ai décidé de passer la journée à regarder la ville de Cologne dans l'état d'urgence du shutdown, et après la promenade obligatoire, je me suis assise dans la voiture avec mon chien. Il était à peine 10 heures du matin et malgré l'heure de pointe, il y avait peu de voitures sur les routes de Cologne.

Tous les grands axes routiers de la ville, tels que l'axe nord-sud, les anneaux, la grande place Ebert, la route de la rivière du Rhin et les ponts étaient déserts.

À Cologne, en Rhénan de droite, la même image s'offrait sur tous les grands axes et même les parcs étaient vidés de ses promeneurs, pour autant que je pouvais en juger depuis la voiture.

C'est comme ça qu'on a découvert la ville le matin du Nouvel An !

De toute évidence, la plupart des gens avaient suivi les appels du gouvernement fédéral. Chaque citoyen a été invité à ne quitter son appartement que pour des courses urgentes et à entretenir le moins de contacts possible. Home office, home schooling et le chômage partiel sont devenus la nouvelle norme en Allemagne, puisque seules les institutions et les magasins irremplaçables sont restés ouverts.

De longues files d'attente se sont formées devant les supermarchés, car seul un certain nombre de personnes pouvaient faire des achats en même temps afin de respecter la distance minimale prescrite de 1,5m. Des gens portant des masques étaient à peine visibles, car les masques étaient réservés au personnel médical. En effet, il y a eu un manque mondial d'équipements de protection de toutes sortes.

J'étais très heureuse d'avoir fait assez d´achats pour la semaine suivante, car je n'avais presque rien mangé ces derniers jours et ainsi je n'avais pas besoin de me mêler au peuple. En outre, dans de nombreux supermarchés, les rayons étaient vides : pas de farine ou de levure, ni de lait, ni de sucre, à peine de pâtes et de riz.

Des plats en conserve, des produits surgelés. Les produits d'hygiène tels que le savon, le désinfectant et même le shampooing capillaire étaient épuisés. Les fabricants de papier de toilette ont probablement enregistré les plus hauts chiffres d'affaires de leur vie !

Tant le 24 mars que le 25 mars, j'ai passé un certain temps dans ma voiture pour faire le tour de la ville, photographier les rues vides et ensuite, je me promenais avec mon chien dans la verdure.

L'eau du Rhin, qui est le plus grand fleuve d'Europe, me semblait plus bleue et plus claire que jamais ! Peut-être à cause de l'arrêt de la navigation ?

Le gazouillis des oiseaux était beaucoup plus clair qu'avant le shutdown, car la circulation bruyante n'existait plus.

J'ai croisé peu de gens sur mon passage, et si c'était le cas, c'était d'autres propriétaires de chiens. J'ai trouvé fantastique la tranquillité régnante et la pureté de l'air, même si je savais que ce n'était que grâce à mon manque d'odorat.

Comme je me sentais beaucoup mieux sur le plan de la santé, j'ai commencé à profiter de mon nouveau statut de « chômeur ».

Comme des millions de citoyens en chômage partiel, pour la première fois depuis une éternité, j'ai eu le temps de m'occuper de mes affaires personnelles. J'ai skypé avec des amis pour pouvoir les voir aussi, j'ai fait un nettoyage en profondeur de ma voiture et j'ai décoré mon appartement.

J'ai trouvé le temps de lire un livre et j'ai décidé d'en écrire un moi-même.

La plupart des affections liées à la maladie avaient disparu, seule la toux et la perte d'odorat et de goût restaient inchangées.

Pendant ce temps, le Japon a annulé les Jeux olympiques de 2020 et les a reportés à l'été 2021.

Aux États-Unis, le Sénat a adopté un plan de relance de mille milliards d'euros et le gouvernement allemand a promis une aide économique aux entreprises, aux travailleurs indépendants et aux chômeurs partiels, qui se sont élevées à environ 160 milliards d'euros.

Pour la première fois, il y a eu plus de morts de Corona en Espagne qu'en Chine, et en Inde, une violation de la quarantaine a été passible de deux ans de prison.

En Angleterre, l'infection a été révélée chez le prince Charles, qui s'est mis en quarantaine.

Le premier ministre Boris Johnson a également rencontré le virus. Jusqu'à ce jour-là, le gouvernement n'avait pas encore adopté de mesures de protection particulières, mais cela devait changer après la maladie du Premier ministre. Il a passé plusieurs jours dans une unité de soins intensifs luttant avec la mort avant de mettre en place des mesures de protection radicales pour le pays immédiatement après sa guérison.

En Allemagne aussi, de plus en plus d'infections par le SARS-CoV-2 sont apparues chaque jour et, tragiquement, de plus en plus de personnes sont décédées.

Le vendredi 27 mars 2020, j'ai rencontré par hasard mon médecin de famille qui attendait devant l'entrée d'une boulangerie. J'étais heureuse de le voir et je lui ai parlé de ma maladie étonnante et de ses symptômes étranges. Il m'a regardé avec de grands yeux quand il a entendu parler de la perte totale de mon sens de l'odorat et du goût.

Il m'a expliqué qu'entre-temps, ces symptômes étaient considérés comme une indication importante d'une infection par le virus Corona. J'étais sans voix avant de lancer un petit cri d'acclamation. Apparemment, j'avais eu cette maladie et je l'avais vaincue... Mais il restait beaucoup de questions en suspens !

Pourquoi n'ai-je pas eu de pneumonie qui aurait été la principale caractéristique de Covid-19 ?

Et qu'en est-il des autres problèmes que j'ai eu au cours des 14 derniers jours ?

Étaient-ils également connus lors d'une infection par SRAS-CoV-2 ?

Je lui ai décrit exactement comment j'avais identifié les caillots de sang et les ai traités avec de l'aspirine. J'ai fait la même chose pour mon traitement avec la cortisone que j'avais prise à cause de mon système immunitaire apparemment exubérant.

Mon médecin n'a pas pu classer ces deux « problèmes » comme des symptômes connus de Covid-19 et m'a assuré qu'il n'avait pas lu à ce sujet dans la littérature médicale et qu'il n'en avait pas entendu parler en échangeant avec ses collègues.

Ma profonde certitude intérieure à ce moment-là était que mes observations expliqueraient tout le risque mortel de l'infection du SRAS-CoV-2.

J'ai demandé avec insistance à mon médecin de ne pas oublier ce que j'ai entendu !

S'il devait avoir d'autres patients présentant des symptômes similaires, un anticoagulant serait la première approche d'un traitement afin d´éviter la thrombose et l'embolie mettant en danger le pronostic vital des patients.

J'étais certaine que le virus Corona attaquerait le système immunitaire d'une manière ou d'une autre et qu'il serait plus nuisible que bénéfique pour l'organisme.

En outre, mon évolution de la maladie a fait penser à une généralisation de l'infection du cerveau et du système nerveux central par le virus. La maladie ne toucher pas seulement les poumons, mais aussi d'autres organes !

Mes reins avaient sécrété énormément de liquide au début de cette maladie, ce qui était totalement anormal pour moi. J'ai eu de la chance que ma fonction pulmonaire n'ait pas été limitée : dois-je ma vie à l'aspirine et à la cortisone ?

Peut-être le virus a-t-il causé les mêmes problèmes chez d'innombrables personnes dans le monde !?

Pour être sûr qu'il avait bien compris ce que je lui ai dit, j'ai répété avec insistance.

Il a été très surpris, mais a promis de ne pas l´oublier.

Nous nous sommes dit un au revoir plein de

questionnements et de solutions à envisager pour lutter contre ce mal inconnu !

DU 28 MARS A OCTOBRE 2020

Au printemps, j'ai malheureusement eu connaissance de deux décès parmi mes relations, ainsi que d'une maladie très grave chez un petit garçon de quatre ans.

En avril, les hôpitaux étaient bouclés comme une forteresse et les visites de malades étaient interdites. L'enfant a passé plusieurs semaines seul dans un hôpital, ce qui est une mauvaise expérience à cet âge. Ses symptômes initiaux n'ont pas permis de conclure à une infection par SRAS-CoV-2. Ce n'est qu'un test de détection qui a permis de s'en assurer, car l'évolution de sa maladie était très différente de celle de la plupart des adultes.

Ça a commencé avec des maux d'estomac, des vomissements et des diarrhées. Dans la suite de sa maladie, d'autres problèmes se sont ajoutés, dans lesquels les médecins ont vu une ressemblance avec une maladie appelée syndrome de Kawasaki.

Il a survécu courageusement lorsqu'il était seul face à son traitement, et il est maintenant en parfaite santé.

Depuis lors, ces symptômes ont été observés plus fréquemment dans le monde entier chez des enfants ayant été testés positifs au SRAS-CoV-2.

Les deux personnes décédées sont, d'une part, un voisin de soixante ans qui a toujours été officiellement en bonne santé.

Il a été testé positif au virus, mais il n'avait pas de symptômes frappants à ce moment-là, et il a donc été placé en quarantaine à son domicile. Quelques jours plus tard, et encore relativement légèrement malade, ses proches l'ont trouvé mort dans son lit le matin du jour au lendemain.

L'autre défunt était médecin, et je le connaissais depuis vingt-cinq ans. Il n'avait qu'un léger rhume, qu'il avait lui-même classé comme tel. Juste un petit rhume avec une légère toux, sinon il n'a pas ressenti d'autres symptômes pendant plusieurs jours, comme on me l'a dit. Lui aussi a été arraché de la vie subitement et de manière tout à fait inattendue du jour au lendemain.

La même chose est arrivée à d'autres personnes—rien que dans l'État de New York, environ 12 000 personnes sont mortes du nouveau virus Corona fin avril 2020.

Les images de la ville fantôme de New York sont apparues dans les nouvelles et ont fait penser à un film d'horreur.

Les hôpitaux étaient tellement surchargés que les navires de l'hôpital militaire ont dû se dépêcher de venir en aide.

Le constructeur automobile General Motors a été contraint par la loi sur les armes de guerre de produire des ventilateurs et de nombreux artistes connus se sont formés sur Internet pour un gala de collecte de fonds.

La Tour Eiffel à Paris se trouvait dans une métropole déserte. En France, il y a eu une interdiction de sortie contrôlée par la police et l'armée. Chaque citoyen devait remplir une attestation de déplacement dérogatoire. Celui-ci devait indiquer pourquoi et où on se déplaçait.

En Espagne, les gens n'étaient pas autorisés à quitter leur logement, à part les quelques-uns qui continuaient à travailler et à faire du shopping.

Ma marraine de quatre-vingt-quatre ans, après des semaines d'isolement, a un jour osé quitter sa maison vers 23h00 du soir. Il n'y avait personne et elle voulait enfin respirer l'air frais. La promenade de plusieurs minutes leur a coûté plusieurs centaines d'euros...

En Italie, la capitale, Rome, était orpheline et le pape François célébrait la messe de Pâques sans fidèles sur la place Saint-Pierre.

Vladimir Poutine a décidé de « fermer » son pays pour tout le mois d'avril, et l'Union soviétique a plongé dans le silence total, tout comme Lisbonne/ Portugal ou la plupart des villes d'Amérique du Sud.

En avril 2020, mon médecin de famille a décidé de traiter plusieurs patients Covid-19 en personne et chez eux. Son action a commencé par une visite à domicile d'une femme âgée qui se sentait malade et qui a été testée positive pour le virus Corona. Habillé d'une combinaison de protection, il a traité dans les semaines qui suivirent d'autres Covid-19 patients qui n'avaient pas non plus besoin d'aller à l'hôpital. Ils ont tous survécu à la maladie et lui ont été très reconnaissants pour son intervention et son aide.

Il n'a pas été lui-même contaminé car il avait pris les mesures nécessaires.

À la fin du printemps 2020, les gouvernements de la plupart des pays du monde ont élaboré diverses règles et concepts d'hygiène que chaque entreprise et particuliers devaient mettre en œuvre pour éviter la deuxième vague de maladies après la fin du shutdown en Europe à l'été 2020.

Les magasins ont mis en place des sections en plexiglas pour protéger le personnel, qui travaillait avec le public. Les clients de restaurants, de salons de coiffure ou de salons de bronzage devaient tous laisser leurs adresses pour avoir leur contact au cas où ! Souvent, il y avait des « videurs » devant les supermarchés qui contrôlaient que tout était correctement respecté. Les masques de protection respiratoire devraient être portés par tous ceux qui se trouvait dans des espaces publics fermés.

Comme il existait un manque de masques médicaux au niveau mondial, la plupart des gens utilisaient de simples masques en tissu.

Leur effet protecteur est loin d'être aussi élevé que pour les masques FFP2 ou nano-argent.

Aux États-Unis, l'Afro-Américain George Floyd est mort le 25 mai lors d'un contrôle de police. Un policier s'est agenouillé sur son cou pendant huit minutes et l'homme qui suffoquait lentement, suppliait qu'on le relâche parce qu'il ne pouvait pas respirer, en vain, il en est mort ! À la suite de cet incident, de graves émeutes et protestations ont eu lieu dans l'ensemble des États-Unis.

Des semaines de manifestations mondiales contre la violence policière et le racisme ont suivi sous le slogan « Black Lives Matter ».

Pendant la période estivale accompagnée d'une sécheresse, la vie en Europe est progressivement revenue à la normale, les frontières ont été ouvertes et tous les voyages de vacances ont été autorisés. Comme auparavant, les gens ont traversé le monde entier, les hôtels et les restaurants avaient enfin retrouvé des clients et ceux-ci se réjouissaient de leur « liberté » retrouvée.

De nombreuses personnes se croyaient à l'abri de la contamination par le virus Corona, bien qu'il ait tué en même temps des milliers de personnes par jour aux États-Unis et au Brésil.

Les défunts ont dû être « stockés » pendant des jours dans des camions frigorifiques devant les hôpitaux, car les pompes funèbres étaient tout simplement trop débordés. Il n'y a pas eu d'enterrements, mais seulement des fosses communes.

Le président du Brésil, Jair Bolsonaro, est également tombé malade de Corona, mais n'a pas changé sa politique à ce sujet. Il a continué à soutenir également la destruction de la forêt amazonienne, qui a perdu environ la moitié de sa superficie au cours des 70 dernières années.

Une explosion catastrophique a eu lieu dans le port de Beyrouth, causant plus de 6 000 blessés et quelque 180 morts.

En septembre, le camp surpeuplé de réfugiés "Moria", a brûlé sur l'île de Lesbos, en Grèce, et des milliers de demandeurs d'asile se sont retrouvés soudainement sans abri.

Aux États-Unis, le virus a touché le président, Donald Trump, qui a subi un traitement à 650 000 dollars dans un hôpital.

Dans le même temps, plusieurs groupes se sont formés dans toute l'Europe, communément appelés « négationnistes de Corona », et ceux-ci ont tout simplement remis en question l'existence de Sars-Cov-2. Selon certains d'entre eux, le virus a été transmis par le nouveau réseau téléphonique de la 5G, et d'autres encore suspectaient une conspiration mondiale des gouvernements pour décimer l'humanité.

Bill Gates, le fondateur de Microsoft, devrait également être complice de ce désastre. En faisant un don de plusieurs millions d'euros pour faire avancer le développement de vaccins, ils ont fait état de la manière suivante : il a été prévu de vacciner les gens avec un chip électronique pour qu'ils puissent être téléguidés par lui et les gouvernements.

D'autres groupes se sont appelés « penseurs transversaux », qui voyaient un danger dans le virus, mais celui-ci était censé être si minime qu'il ne valait guère la peine d'être mentionné. D'innombrables manifestations ont eu lieu, avec parfois des milliers de participants, qui n'ont souvent pas respecté les règles d'hygiène, mettant ainsi en danger les policiers qui devaient accompagner de telles manifestations.

Alors qu'en Allemagne et dans d'autres pays européens, les entreprises ont fait tout ce qui était en leur pouvoir pour minimiser les risques de contagion pour leurs clients et leurs employés, ces manifestations ont été déclarées valables par les tribunaux allemands.

Alors qu'aux États-Unis et en Amérique du Sud, plusieurs milliers de personnes mouraient chaque jour avec et à cause de SRAS-CoV-2, la plupart des pays asiatiques et la Nouvelle-Zélande avaient réussi à endiguer la maladie à près de 100%.

Les derniers n'ont pas eu des décès aussi importants, et l'économie n'a pas subi de dommages significatifs et peut-être que leurs modèles devraient être « copiés » ?!

NOVEMBRE A DECEMBRE 2020

À partir du 02 novembre 2020, l'Allemagne s'est retrouvée sous un « Lockdown -light » en raison de l'augmentation extrême du nombre d'infections qui avaient diminué au cours des mois d'été.

Aux États-Unis, Donald Trump a été révoqué en tant que chef du pays et le nouveau président, Joe Biden, a promis un leadership politique différent de celui de son prédécesseur.

Les vaccins des sociétés BioNTech et Pfizer ont fait l'objet d'un audit de l'autorité américaine d'homologation aux États-Unis, de même que ceux des sociétés Moderna et AstraZeneca.

Le vaccin « virus mort » chinois a été testé aux Émirats arabes unis et déjà administré en Chine elle-même.

Au Danemark et dans d'autres pays européen, des millions de visons ont été tués à titre préventif, qui portaient également une nouvelle variante du virus. On craignait que cela ne se propage à l'homme. Les animaux eux-mêmes allaient bien…

Lors d'une fusillade à Vienne en Autriche, un terroriste a tué quatre personnes et en a blessé beaucoup d'autres dans la rue. Il a ensuite été identifié comme un partisan de l'IS- et a également donné des perquisitions chez d'autres suspects en Allemagne après l'attentat.

Le 16 décembre 20, un deuxième « shutdown dur » a été introduit en Allemagne, car le nombre de morts augmentait chaque jour. Le nombre de décès était déjà d'environ 950 personnes par jour en Allemagne au milieu du mois.

Dans certaines villes, il n'y avait plus de lits de soins intensifs libres et les patients ont été rejetés faute de traitement. Le personnel médical travaillait au bord de l'épuisement depuis un certain temps.

L'humeur des gens semblait s'être considérablement dégradée quand elle l'était quelques mois plus tôt.

À plusieurs reprises au cours des dernières semaines, j'avais vu des objecteurs de masque dans un wagon de métro se moquer plusieurs fois d'autres personnes qui étaient porteurs de masques. Une fois, ce comportement a même conduit à une bagarre dans laquelle j'ai moi-même été impliquée et qui s'est terminée par une arrestation des objecteurs de masques.

Ce jour-là, j'ai réalisé tout á coup à quel point j'étais en forme !

La période de Noël a été marquée par l'absence de marchés de Noël et la fermeture des zoos, des musées, des cinémas et des théâtres.

Une fois de plus, une coupe de cheveux n'était pas possible et ceux qui voulaient acheter des cadeaux de Noël ne pouvaient le faire que sur internet, puisque les commerces étaient fermés.

Une nouvelle mutation virale, probablement plus contagieuse, est apparue sur l'île britannique et toutes les liaisons ont été coupées. En Afrique du Sud également, la même variante du virus SRAS-CoV-2 est apparue et a provoqué une interdiction d'entrée, avant de rejoindre l'Allemagne juste avant Noël.

Les services religieux de Noël ont été célébrés dans un petit cadre ou même sur Internet.

Toutes les réunions de famille ont été entièrement « réaménagées » par les ordres du gouvernement et les feux d'artifice du Nouvel An ont été interdits.

Tout le monde attendait un tournant positif en 2021, au cours duquel la vaccination des premiers groupes de population devait commencer.

Est-il possible d'espérer un avenir meilleur ?

LE VIRUS

Les premières maladies et décès officiels liés à un nouveau virus sont apparus en décembre 2019 dans la métropole de Wuhan, en Chine.

Selon des sources chinoises, elles se sont produites en premier chez les visiteurs d'un marché où des animaux de toutes sortes étaient proposés à la consommation.

Il y avait par exemple des serpents et des crocodiles, des pangolins, des tanins et des aussi des chauves-souris.

La ville abrite également un laboratoire de haute sécurité, appelé « Institut de Virologie Wuhan / Académie chinoise des sciences ».

Dans cet établissement, des bactéries et des virus mortels sont « conservés » à des fins de recherche.

Les scientifiques ont donné au nouveau virus le nom de SRAS- CoV-2, et la maladie qui l'a causé, s'appelait Covid-19.

Au début de la pandémie qui s'est répandue dans le monde entier, on en savait encore très peu sur le virus potentiellement mortel, décrit comme le déclencheur d'une maladie pulmonaire.

Au cours de l'année 2020, on a appris que ce n'était pas le cas et que, en principe, tous les organes vitaux pouvaient être infestés. Fondamentalement, l'agent pathogène peut affecter des personnes de tous âges.

Voici un résumé de ce que fait le virus dans l'organisme et comment :

Il pénètre dans l'organisme par les voies respiratoires, (mais pas seulement), par le sang et les "cellules endothéliales", il atteint les organes.

Il peut y endommager ou même détruire la couche cellulaire des "cellules endothéliales" existantes sur la surface intérieure des vaisseaux sanguins et lymphatiques et une inflammation se développe. Ces cellules ne peuvent alors plus ou presque plus conduire l'oxygène et les nutriments vers les organes.

Des *graves problèmes cardiovasculaires et des défaillances d'organes* peuvent en résulter.

Des chercheurs ont pratiqué des autopsies sur des personnes mortes de la covid-19 et ont découvert des *caillots de sang* dans les vaisseaux de divers organes. Ils ont également découvert *une inflammation de la paroi interne* des vaisseaux sanguins.

Les cellules endothéliales sont impliquées dans le contrôle de *la pression sanguine, du flux sanguin et de la coagulation du sang.*

Même les allergies de toutes sortes pourraient entraîner un problème chez les personnes infectés, car le système immunitaire des personnes allergiques ne réagit pas à cent pour cent correctement et des réactions excessives peuvent déclencher une tempête de cytokines pouvant mettre la vie en danger.

Le traitement par un médecin de famille peut prévenir les caillots sanguins et la tempête de cytokines s'il est effectué *au début et pendant* la maladie. Il ne faut pas attendre que le patient ait besoin d'être hospitalisé.

Les personnes âgées ou les personnes ayant une santé fragile peuvent mourir !

Des séquelles graves peuvent survenir chez n'importe qui !

Peut-être les médecins de famille devraient-ils traiter les malades au lieu de se contenter de faire des diagnostics téléphoniques, d'envoyer les certificats d'incapacité de travail par la poste et simplement mettre les malades en quarantaine sans soins supplémentaires ? Peut-être que tous les patients devraient être mieux informés des risques imminents de caillots de sang dangereux et d'une éventuelle tempête de cytokines ?

La thrombose et l'embolie sont dues à de petites particules de sang coagulées qui peuvent provoquer une crise cardiaque ou un accident vasculaire cérébral. La vitesse à laquelle le sang prend un facteur de coagulation dangereusement élevé varie d'un individu à l'autre.

Chaque personne a ses propres normes. Pour certaines personnes, elles sont plus élevées que chez d'autres et pourraient donc conduire plus rapidement à une dégradation de santé importante.

Qui connaît déjà ses propres valeurs de sang pour évaluer son risque ?

La pression artérielle augmente à cause de l'épaississement du sang dans les veines, parce que le cœur doit dépenser plus de force pour le transporter à travers le corps.

La tempête cytokine est une réaction excessive du système immunitaire à un agent pathogène et peut entraîner une inflammation dans tout le corps. Il peut survenir dans toutes sortes de maladies, et pas seulement en cas d'infection par SRAS-COV-2.

Peut-être devrions-nous faire des examens dans les cabinets médicaux pour détecter suffisamment tôt les facteurs de coagulation et d'inflammation et ainsi le médecin de famille pourrait prescrire des médicaments appropriés ?

Dans les hôpitaux, l'héparine, un anticoagulant et la dexaméthasone, un produit de cortisone, est couramment utilisé avec succès chez les patients Covid-19. Toutefois, la maladie a souvent tellement progressé que l'aide arrive trop tard. Au début de la maladie, comme pour moi, l'aspirine aiderait probablement aussi bien…Il ne faut pas oublier qu´elle dilue le sang !

La cortisone n'est certainement pas nécessaire chez tous les patients, mais le contrôle des scores CRP (valeur inflammatoire) pendant le cours de la maladie pourrait donner des indications sur le statut inflammatoire du patient.

La mise en œuvre ne serait qu'une question d'organisation - les combinaisons de protection pour les employés peuvent également être disponibles dans un cabinet médical normal, et pas seulement dans les hôpitaux.

De même, des périodes de réception spéciales pourraient être mises en place pour les personnes souffrantes de Covid-19, afin d'éviter les risques de contagion pour les autres patients.

Quoi qu'il en soit, on ne peut pas continuer comme avant ! Il ne suffit pas d'envoyer les gens en quarantaine et de les abandonner à eux-mêmes !

Des recherches sont en cours dans le monde entier pour trouver des inhibiteurs du virus, mais pourquoi essayer de traiter les malades avec des inhibiteurs du virus Ebola et du paludisme ?

Il s'agit des préparations de Remdesivir et de chloroquine ou d'Hydroxychloroquine.

L'agent Ebola ressemble à un « ver » et n'est pas transmis dans l'air.

Le paludisme se transmet par piqûre de moustique et la structure du virus est également différente.

Peut-être faudrait-il utiliser des inhibiteurs du virus de la grippe, car la structure des virus grippaux est très similaire à celle des virus Corona et les deux agents pathogènes provoquent des maladies respiratoires ?

Cela fonctionne in vitro !

Regardez sur Internet les photos des différents agents pathogènes - vous allez être surpris !

Des recherches ont été faites dans le monde entier pour contenir l'agent pathogène, et plusieurs entreprises ont produit de nouveaux vaccins. Les effets secondaires possibles à long terme n'ont logiquement pas pu être décelés dans la courte période de production du vaccin.

Différents projets de vaccination dans différents pays sont en phase finale.

La première vaccination utilisée au monde, baptisée « Spoutnik V », venait de Russie et y a été administrée dès l'été 2020.

Il s'agit d'un vaccin dit à vecteur.

Spoutnik V est basé sur une méthode de production conventionnelle.

Contrairement au vaccin AstraZeneca, qui est également un vaccin vectoriel, Spoutnik V utilise un vecteur différent comme support pour la première et la deuxième vaccination. Cela pourrait être un avantage -

car l'organisme développe probablement aussi des anticorps contre le vecteur, ce qui pourrait vraisemblablement ralentir l'effet d'un vaccin s'il a le même porteur lors de la première et de la deuxième vaccination.

Plusieurs pays, dont l'Allemagne, se sont réjouis d'une nouvelle "vaccination à l'ARNm", qui est censée transporter une séquence de gènes de la protéine pique, la "clé" du virus, vers les cellules de notre corps, afin de les immuniser. Le corps humain devient alors pour ainsi dire une "usine de production" et multiplie ces séquences en d'innombrables quantités. Heureusement, aucun autre "ouvreur de porte" possible du virus Corona inexploré n'a été négligé...

La fabrication est censée être rapide, mais le stockage et le transport doivent avoir lieu à des degrés extrêmes de moins (- 70 degrés).
Une entreprise complexe et coûteuse qui n'est pas non plus destinée aux pays pauvres.
Comment l'Afrique peut-elle organiser cela ?
En Chine, les scientifiques ont produit des vaccins qui ont toujours été fabriqués avec des « virus morts » destinés à protéger l'ensemble du virus Corona. Au moins, ils peuvent être stocker à des températures normales et sont moins chers.
Malheureusement, la fabrication est plus longue.

Quelle que soit la vaccination qui va arriver, le citoyen ne pourra pas le choisir, car cela sera décidé au niveau gouvernemental.

Pourquoi... ?

YES, WE CAN

Heureusement, je suis en parfaite santé et je n'ai pas de séquelles de la maladie, comme c'est le cas pour d'autres personnes. J

Je sens à nouveau les gaz d'échappement des voitures dans l'air et le café du matin est super bon.

Le plat précuit pendant ma maladie avec l'épice « piment extra épicé » s'est avéré absolument impropre à la consommation après ma guérison - plutôt destinés aux dragons !

La toux s'est maintenue jusqu'en mai 2020, et une forte fatigue a entraîné un besoin accru de sommeil pendant plusieurs semaines.

Mes déficits de mémoire pendant la phase maximale de la maladie ont surtout été remarqués par mes amis et, heureusement, ont complètement disparu en mai.

Après que les recherches du monde entier ont établi que Sars-Cov-2 provoque effectivement tous les symptômes (et plus encore !) que j'avais moi-même, je sais que mon allergie rare m'a effectivement mis en garde contre le début de la tempête de cytokines pendant mon infection par corona...

Ensemble avec les très surprenants « hématomes », ils étaient vraiment frappants !

Qui sait ce qui se serait passé si mon système aurait débordé encore plus ?

Tout ce que je peux confirmer, c'est qu'il s'agit d'une maladie potentiellement mortelle qui peut se dérouler insidieusement du jour au lendemain. J'ai eu cette chance d'avoir eu des connaissances en médecine et en pharmacologie par mon père maintenant décédé et de m'y être intéressée.

C'est la seule raison pour laquelle j'ai pu reconnaître et traiter les caillots de sang moi-même.

Ils étaient bien visibles sur ma main et à l'orteil, ce qui n'est pas nécessairement le cas chez d'autres personnes. Des caillots de sang peuvent également se former dans les veines profondes de la jambe et peu d'exercice augmente ce risque encore.

Dans ma jeunesse, j'ai souvent maudit mon allergie rare parce qu'elle avait limité mon mode de vie pendant les mois chauds de l'été. Seule la cortisone a pu arrêter les urticaires sur tout le corps, mais ce médicament a des effets secondaires lors d'un traitement à long terme. Je l'ai toujours pris avec prudence et seulement en cas de besoin réel.

Après que les recherches du monde entier ont établi que SRAS-CoV-2 provoque en fait tous les symptômes (et plus encore !) que j'avais moi-même, je sais que mon allergie rare m'a effectivement mis en garde contre le début de la tempête de cytokines pendant mon infection par corona. Qui sait ce qui se serait passé si mon système immunitaire déjà débordant avait continuer à déborder ?

Dans le pire des cas, sans un changement de mentalité et d'autres actions, beaucoup plus de morts, d'innombrables faillites, des chômeurs d'un montant insoupçonné, des saisies immobilières, des faillites boursières, des faillites bancaires et des conséquences à long terme des personnes infectés pour cause de maladie.

Même un État peut faire faillite, comme l'ont montré les aides au sauvetage de l'Espagne, de l'Italie et de la Grèce.

Mais ce ne sont que quelques-uns...
Les élèves et les étudiants ne pourront pas avoir la même qualité d'enseignement en télétravail à domicile.
Les créateurs culturels seront au bord du gouffre. Sans parler des éventuels problèmes psychologiques qu'une partie de l'humanité peut subir à cause d'un shutdown, comme par exemple les personnes vivant dans des maisons de retraite et les jeunes enfants, qui souvent ne comprennent pas le sens des mesures.

De même, il serait terrible que les médecins doivent décider d'un « triage » en raison d'un trop grand nombre d'employés malades ou d'un manque d`unités de soins intensifs dans les hôpitaux. Le sens du mot « triage » signifie qu'une « sélection » est faite. En fin de compte, tout le monde peut être affecté par cette « sélection » - même un accident de voiture, un accident vasculaire cérébral ou une crise cardiaque peut nécessiter un traitement en soins intensifs. Dans ce cas, qui bénéficiera d'une aide vitale s'il n'y a pas de lits intensifs ou de personnel spécialisé ?
Dans le pire des cas, la décision de cette « sélection » pose la question :
Qui survivra et qui mourra... ?

Nous sommes tous interpellés et chaque individu est indispensable pour lutter contre la propagation du virus Corona. Malheureusement, le système de santé et l'économie ont également été mis en danger par une partie de la population.
Malgré toutes les informations sur la façon dont le virus Corona est contracté, ils n'ont toujours pas intériorisé le fait qu'ils ne mettent pas seulement en danger leur propre vie, mais aussi celle de leur famille, de leurs

amis, de leurs collègues de travail et de leurs voisins par leur comportement.

La signification de la distance de 1,5 à 2 mètres, des masques médicaux et des règles générales d'hygiène n'a apparemment pas encore été comprise.

Les virus d'une maladie respiratoire sont principalement transmis par l'air ! Gardez donc vos distances !

La désinfection des mains permet d'éviter les éventuelles transmissions du virus par la sueur !

Asymptomatique signifie qu'il n'y a pas de symptômes / plaintes, mais la maladie est présente et donc probablement aussi l'environnement peut être infecté !

Soit, nous les humains, créons tous cela ensemble, en changeant les modes d'action, en changeant les mentalités et en tenant davantage compte, soit beaucoup vont sombrer !

Les conséquences de cette pandémie, des nouveaux shutdown et de futures mesures possibles à venir vont nous diriger vers une organisation mondiale imprévisible !

Le livre existe en plusieurs langues

Espagnol:	Corona ! Infeccion y Odisea
Allemand:	Corona Infektion! Die Odyssee
Anglais:	Corona Infection! The Odyssey
Francais:	Corona! Infection et Odyssée

À PROPOS DE L'AUTEUR

Actuellement, Inès D´Alena vit dans une ville cosmopolite en Allemagne.

Auparavant, elle a vécu de nombreuses années dans la capitale de la France. Paris est connue sous le nom de « belle ville des lumières et de l'amour », mais aussi pour ses imposantes bâtiments, dont beaucoup sont classées monument historique.

Elle parle plusieurs langues, a connu des cultures différentes, a rencontré des gens de divers régimes politiques et connaît les principes des grandes religions du monde.

Elle traduit ces livres elle-même.

Coronal Infection et Odyssée

www.ingramcontent.com/pod-product-compliance
Lightning Source LLC
Chambersburg PA
CBHW051539240526
45465CB00027B/728